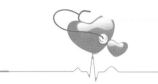

老年冠心病患者的
自我管理与教育

党爱民　总主编

赵　杰　赵　晟　主　编

中国科学技术出版社

·北　京·

图书在版编目（CIP）数据

老年心血管疾病患者的自我管理与教育 . 老年冠心病患者的自我管理与教育 / 党爱民总主编；赵杰，赵晟主编 . —— 北京：中国科学技术出版社，2022.8

ISBN 978–7–5046–9631–1

Ⅰ. ①老… Ⅱ. ①党… ②赵… ③赵… Ⅲ. ①老年病—心脏血管疾病—诊疗 ②老年病—冠心病—诊疗 Ⅳ. ①R54

中国版本图书馆 CIP 数据核字（2022）第 093997 号

目 录
CONTENTS

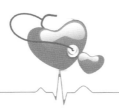

第一章
了解冠状动脉粥样硬化性心脏病

1. 什么是冠状动脉

心脏是人体最重要的器官之一，它像一台永不停歇的"生命之泵"，推动血液在血管中循环流动，向身体其他器官、组织提供充足的血流量，输送氧和营养物质，带走代谢废物和毒素，维持人体正常代谢和功能。维持心脏的泵功能需要消耗大量能量，所以心脏是静息状态下人体耗能最多的器官，它本身同样也需要充足的血液供应，那么心脏本身的血液由谁供给呢？

冠状动脉即为营养心脏本身的血管，对保障心肌供氧供能意义重大。冠状动脉包括左、右冠状动脉及其分支，位于心脏"头顶部"、从上而下包绕整个心脏，形似一顶王冠，故称冠状动脉。冠状动脉是主动脉的第一对分支，心脏排出的含氧量最高的新鲜血液首先供给冠状动脉，这就充分保障了心脏对各种营养和能量的需求。右冠状动脉位于心脏右侧。左冠状动脉位于心脏左侧，它又包括一段总干（即左主干）和两大分支（前降支、回旋支）。右冠状动脉、前降支、回旋支在心脏表面走行，并分出许多小分支进入心肌，形成丰富的毛细血管

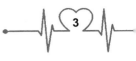
网，保障心肌供血。

由此可见，心脏是人体的生命之泵，一旦心脏停止跳动，全身脏器就会缺血缺氧，无法维持生命活动，生命健康将会受到严重威胁；而冠状动脉又是心脏的命脉，一旦冠状动脉狭窄甚至闭塞，心肌就会缺血缺氧，无法维持心脏泵功能，同样将直接严重威胁生命健康。因此，从这个意义上说，冠状动脉掌握着人体的"生死大权"。

2. 什么是冠状动脉粥样硬化性心脏病

冠状动脉粥样硬化性心脏病，即冠心病，多由冠状动脉粥样硬化引起。粥样硬化是一个漫长的过程，血液中的脂质成分在冠状动脉血管内逐渐沉积形成斑块，逐渐使冠状动脉血管管腔出现狭窄甚至闭塞，造成心肌缺血缺氧进而产生心绞痛，或导致急性心肌梗死危及生命（图1）。

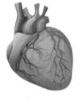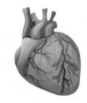

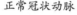
　　正常冠状动脉　　　　冠状动脉狭窄导致心肌缺血

图1　正常冠状动脉与冠心病

3. 冠心病的分类

　　在日常生活中，"冠心病""心绞痛""心肌梗死"等词汇常常被患者朋友提及却又容易混淆。实际上，冠心病是一个总称，一般将它分为5种类型。

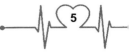

（1）无症状性心肌缺血：患者常无自觉症状，但并非完全无症状，只是冠心病症状不典型或较轻微，易被忽视。

（2）心绞痛：患者常在运动后或情绪激动时，出现发作性胸骨后疼痛，痛感常放射到胸部、肩部、背部、下颌部或手臂部。

（3）心肌梗死：这是冠心病的危重类型。心肌梗死常有过劳、激动、暴饮暴食等诱因，严重时会危及生命。

（4）缺血性心肌病：由于心肌长期慢性缺血，或心肌反复发生急性缺血，导致心脏扩大、心律失常和心力衰竭。

（5）猝死：指在冠状动脉粥样硬化基础上，发生心脏骤停而猝死。

近年来的研究使人们对冠心

病的认识不断深入，冠心病通常分成两大类：急性冠脉综合征和慢性冠脉疾病。前者包括不稳定型心绞痛、非ST段抬高性心肌梗死（NSTEMI）、ST段抬高性心肌梗死（STEMI）；后者包括慢性稳定型心绞痛、冠脉正常的心绞痛、无症状性心肌缺血和缺血性心肌病。

4. 什么是冠心病的危险因素

对冠心病进行的大量流行病学研究表明，以下因素与冠心病发病密切相关，被称为冠心病的危险因素。

（1）年龄：本病多见于40岁以上的中老年人，49岁以后进展较快，发病率随年龄增长而上升。

（2）性别：男性较多见，男女发病率的比例约为2：1。因为雌激素有抗动脉粥样硬化作用，故女性在绝经期后发病率会有迅速增加。

（3）家族史：一级亲属男性 <55 岁，女性 <65 岁发病者，称为早发冠心病家族史，冠心病发病率增加。

（4）高脂血症：总胆固醇（TC）、甘油三酯（TG）、低密度脂蛋白胆固醇（LDL-C）、极低密度脂蛋白胆固醇（VLDL-C）、脂蛋白（α）［Lp（α）］增高，高密度脂蛋白胆固醇（HDL-C）、载脂蛋白 A（ApoA）降低，都是冠心病的重要危险因素。在临床实践中，LDL-C 是治疗的靶目标。

（5）高血压：是冠心病的重要危险因素。高血压患者患冠心病的概率是血压正常者的 4 倍，60%～70% 的冠心病患者患有高血压。

（6）吸烟：是冠心病的重要危险因素。与不吸烟者相比，吸烟者的患病率高 5 倍，且与吸烟量成正比。

（7）糖尿病：是冠心病的重要危险因素。糖尿病患者发生冠心病的危险性比正常人高 2 倍，且常常病情重、病变进展迅速。

（8）肥胖：标准体重（kg）= 身高（cm）–105（或 110），体重指数（BMI）= 体重（kg）/ $[$身高（m）$]^2$。超过标准体重 20% 或体重指数 >24 的称肥胖症，也是动脉粥样硬化的危险因素。

（9）其他：① A 型性格者（争强好胜、竞争性强）有较高的冠心病患病率；②精神过度紧张者也易患病；③有不良饮食习惯者，如高热量、高动物脂肪、高胆固醇、高糖饮食，易患冠心病。

5. 老年冠心病的特点和危害

由于老年人存在高龄、衰弱等特点，冠心病的表现可能不典型，缺乏特异性。同时老年人又存在如骨质疏松、肝肾功能不全、脑萎缩、脑血管病、老年痴呆、糖尿病、高血压、慢性阻塞性肺病等合并症，甚至存在失语、精神障碍、交流障碍等问题，使得冠心病缺乏典型特征，甚至几乎没有症状，极大影响了老年患者对疾病的警觉性，容易贻误治疗时机。而老年患者一旦出现冠心病，则极易出现心力衰竭、心律失常、心脏扩大、心室壁瘤等并发症，使病情迅速加重和恶化。

因此，老年人掌握一些冠心病知识，早期识别冠心病并及时就诊，是十分有益且必要的。

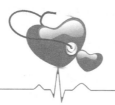

第二章
老年冠状动脉粥样硬化性心脏病的防治

1. 认识冠心病的警报：心绞痛

心绞痛是由于冠状动脉供血不足，心肌暂时性缺血、缺氧所致。典型心绞痛常由体力劳动或情绪激动诱发，饱餐、寒冷、吸烟等亦可诱发。疼痛多发生于体力劳动或情绪激动的当时，而非之后。发作表现为胸骨后或心前区压榨性、闷胀

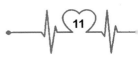
性或窒息性疼痛，但不像针刺或刀扎样锐痛，范围为手掌大小，可放射至左肩、左臂内侧达无名指和小指，或至颈、咽或下颌部（图2）。疼痛一般持续数分钟，很少超过30

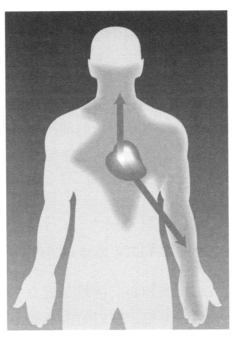

图2　心绞痛的常见部位

分钟，休息或含服硝酸甘油片后数分钟内可缓解。

心绞痛又分为劳力性心绞痛和自发性心绞痛。劳力性心绞痛是由体力劳动或情绪激动等情况诱发，又包括三类：①初发劳力性心绞痛，指症状发生于1个月之内；②稳定劳力性心绞痛，指症状在1~3个月稳定不变者；③恶化劳力性心绞痛，指症状诱因不变，但发作次数、程度及持续时间加重。自发性心绞痛指休息状态下发作的心绞痛。

2. 心绞痛会演变为心肌梗死吗

心绞痛和心肌梗死是冠心病常见的两种类型，它们的根本病因同源，病情的程度和阶段不同。那么，

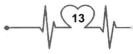

心绞痛距离心肌梗死有多远？

稳定型心绞痛（稳定劳力性心绞痛）病情可多年稳定，硝酸甘油治疗效果良好，但若未采取正规有效的治疗，冠状动脉粥样硬化进一步发展，可发展为不稳定型心绞痛。初发劳力性心绞痛、恶化劳力性心绞痛、自发性心绞痛均属于不稳定型心绞痛，是介于稳定型心绞痛和心肌梗死之间的临床状态。

不稳定型心绞痛的特点是劳力时可无心绞痛发作，处于休息状态时反而发作，时间常位于凌晨或清晨，发作时限较长，进行性加重，发作时可伴心电图改变，提示病情变化，甚至即将发生心肌梗死，需尽快就诊评估。

3. 认识冠心病的噩梦：心肌梗死

　　心肌梗死是指冠状动脉闭塞导致心肌长时间缺血、坏死，造成永久性心肌损伤。多数冠心病患者在心肌梗死发病前数日会有心绞痛、乏力、心悸等前驱症状，其中以新发心绞痛和原有心绞痛加重最为突出，心绞痛发作较前频发，硝酸甘油治疗效果差。

　　心肌梗死的疼痛部位、性质、放射区域与心绞痛相似，但病情明显比心绞痛严重。多发生于清晨，诱因多不明显，疼痛剧烈，伴有濒死感，持续不缓解，可达数小时或更长，休息或硝酸甘油治疗无效，伴烦躁、大汗、恶心，多有休克、心力衰竭、心律失常等并发症，以

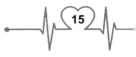
及心肌酶升高、心电图改变。

4. 警惕老年冠心病的不典型症状

老年人冠心病患病率高，但却迟迟缺乏典型心绞痛症状，多以无症状心肌缺血为主要表现。究其原因主要有二，其一是老年人活动量少，相对较少诱发明显的心绞痛症状，其二是老年人易合并神经病变，导致感觉障碍而无症状。

老年冠心病患者不典型胸痛或无胸痛的发生率高达 35.4%，明显高于成年人（11%）。疼痛可以发生在从牙齿到腹部的任何部位，而表现为牙痛、咽喉痛、颈肩痛、腹痛等，有的类似于关节痛，有的类似于溃疡病疼痛，极易误诊。在这些

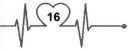

部位出现疼痛而又缺乏其他对应表现时，老年患者应该高度警惕，想到冠心病，尤其是心绞痛或心肌梗死的可能。

老年人感到胸痛时一定要注意以下几点：

（1）明确最疼痛的部位在哪里，尤其是胸部或胸骨后的疼痛要引起足够的重视。

（2）症状是否与既往相同，包括部位、疼痛性质和程度等，若有变化则应提高警惕。

（3）对新出现的症状或带来极度不舒服的感觉，应提高警惕。

（4）伴随活动耐量明显下降，应提高警惕。

（5）重视非疼痛症状。老年冠心病患者疼痛程度往往较轻，可能表现为非疼痛症状，如左上肢酸胀、

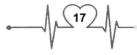

烧心、恶心、呕吐、出汗、精神不振甚至意识障碍，一旦出现应提高警惕。

5. 发生急性心肌梗死应该怎么办

急性心肌梗死发病急、进展快、病死率高。在急性心肌梗死发病1小时以内，若处理及时、正确，会大大改善预后。患者自己和陪伴在患者身边的人就是让患者"起死回生"的人。

第一，停止一切活动。怀疑心梗发生，一定要在第一时间停止一切活动，立即就地休息。他人避免搬动患者或陪患者步行就诊，避免一切干扰，保持环境安静。

第二，立即拨打120，等待医

务人员到来。在等待的过程中，密切观察病情变化及患者的各项生命体征，如血压、心率、呼吸等，帮助医生了解情况，辅助用药。

第三，保持呼吸通畅，有条件的可以吸氧。可以迅速改善心肌缺氧状况，控制或缩小梗死面积。如果患者已经昏迷，将其头偏向一侧，及时清除口鼻异物及分泌物，保持呼吸道通畅，必要时进行人工辅助呼吸。

第四，保持冷静和镇定。陪伴者不要惊慌，同时尽量消除患者紧张情绪。

第五，若患者发生心脏骤停，立即进行自动体外除颤（AED）或心肺复苏，直至急救车到达，由医护人员进行进一步治疗。

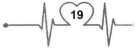
6. 冠心病患者为什么要做心电图检查

　　心电图是冠心病患者的常规检查项目，它不仅用于冠心病的诊断，还用于冠心病治疗效果的评价和预后判断。冠心病患者发生心肌缺血时会引起心肌或传导组织的电生理发生变化，这些变化可通过心电图反映出来。有些冠心病患者症状比较轻或根本没有临床症状，只有通过心电图才能发现疾病。如果高度怀疑被测者患有冠心病，而静息心电图未发现任何异常时，就应做运动负荷心电图。最常用的是活动平板心电图。进行此项心电图监测时，让被测者在类似跑步机的仪器上按照要求进行行走运动，心电图仪同时描记其心电变化，许多可疑患者的运动负荷心电图上会有阳性表现。年老或运动不方便的患者不宜进行运动负荷心电图监测，可用动态心电图代替，它可以实时监测可疑患者日常活动后心肌供血的变化，对冠心病的诊断很有帮助。此外，在急性心肌梗死后或再血管化治疗后选择性地施行心电图检查（图3），对预后判断也有重要的参考价值。

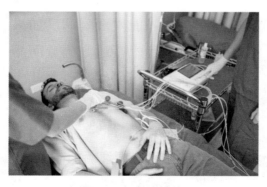

图3　心电图检查

病的危险因素和相应症状时，检查
心电图未见异常者仍需进一步就诊
完善检查，并结合临床表现，综合
分析得出诊断，切不可因心电图正
常而麻痹大意。

9. 超声心动图能看到冠状动脉和心肌缺血吗

超声心动图主要是一种对心脏
结构和功能进行检测的手段（图4）。
对于冠心病来说，超声心动图的主

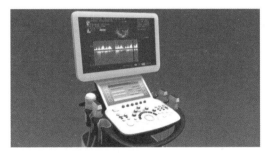

图4　超声心动图

要用途是观察心室壁的活动、测量左心室功能以及对心肌梗死的定位诊断。患者常常有这样的疑问：超声心动图能看到血管堵塞吗？随着科技的进步，较先进的超声机器可以看到左、右冠状动脉开口处的病变，但大部分冠状动脉是无法看到的，必须借助造影技术和 X 射线的检测。而对于心肌的微血管病变，超声的心肌声学造影技术可以提供很多帮助。此外，超声心动图的负荷试验技术还可以判断心肌梗死后有多少存活心肌，用以指导再血管化治疗的选择。总之，超声心动图主要不是用来观察冠状动脉血管的，但它对评估冠心病病情来说必不可少。

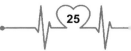

10. 什么是冠状动脉 CT

冠状动脉 CT（图 5）是一种无创评价冠状动脉病变的检查，它可以清楚地显示心脏及冠状动脉的解剖结构、病理改变、室壁运动情况及心肌微血管的灌注情况，还可用以评价心脏的功能。其原理是利用造影剂快速填充冠状动脉血管，同时进行高速螺旋 CT 成像，利用计

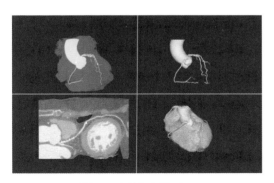

图 5　冠状动脉 CT

算机技术重建出冠状动脉图像，可判断冠状动脉狭窄、钙化等情况。无创性是冠状动脉 CT 的一大优势，采用它作为冠状动脉狭窄介入治疗前的筛选，特别是冠状动脉 CT 血管阴性的患者，通常不需要再进行有创的冠状动脉造影检查，使有创检查更有针对性，可减少对冠状动脉造影的过度应用。但该检查仍有其局限性，其短时间内需要注射大量造影剂，对重症患者有一定风险，同时需要警惕造影剂不良反应（过敏、肾毒性等）及造影剂外渗。需要遵从医嘱选择合适的检查方式，切不可盲目追求无创而贻误病情。

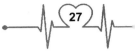

*11.*什么是核素心肌显像及负荷试验

核素心肌显像及负荷试验也是目前临床上常用的心脏检查方法之一。该检查可以提供心肌血流灌注、左心室功能和心肌代谢活性等信息。其原理是放射性核素被注入人体后随冠状动脉血流很快被正常心肌细胞摄取，而坏死或缺血细胞摄取受限，该区域在显像时便形成缺损区域。相对于冠状动脉CT的解剖成像方式，它从代谢和功能角度成像，成为冠心病早期诊断、估计预后、确定进一步治疗方案的另一种重要方法。

12.了解冠状动脉造影：诊断冠心病的"金标准"

冠状动脉造影是诊断冠心病的"金标准"，可判定冠状动脉有无狭窄，狭窄的部位、程度、范围等，据此指导进一步治疗方案（图6）。

（1）冠状动脉造影有何适应证和禁忌证？因冠状动脉造影是一种

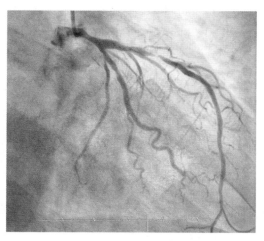

图6　冠脉造影提示冠状动脉狭窄

创伤性检查，检查前需详细评估患者的适应证和禁忌证。经临床医生评估，高度疑诊冠心病或急性心肌梗死，或经其他检查无法排除冠心病，或外科术前需要评估冠状动脉情况，均为冠状动脉造影适应证；造影剂过敏、严重肾功能不全等为相对禁忌证，如临床情况需要，权衡利弊后仍可考虑进行该检查。

（2）冠状动脉造影检查有风险吗？经过 30 余年的发展，目前冠状动脉造影技术已非常成熟，安全性很高。但任何手术的风险不可能为 0，冠脉造影并发症的总体发生率为 $0.2\% \sim 0.9\%$，主要包括：①穿刺局部出血、血肿，形成假性动脉瘤及动静脉瘘等；②感染；③诱发心律失常，严重者可发生致命性心律失常；④急性心肌梗死；⑤造影剂过敏。上述绝大多数并发症不会造成严重后果，若操作者技术熟练，并发症的发生率将进一步降低。所以，患者朋友无须过分担心。

（3）冠状动脉造影结果怎么看？在冠状动脉系统中，三支主要的冠状动脉包括前降支、回旋支和右冠状动脉。当这些血管中有一支以上的血管内径狭窄程度 >50%，则被诊断为冠心病。冠心病可有一支、两支或三支血管同时出现病变，分别诊断为单支病变、双支病变、三支病变。需要注意的是，即使血管病变狭窄程度 <50% 也不能掉以轻心，此类病变一来存在狭窄进展加重可能，二来可能为潜在不稳定斑块，可导致急性心肌梗死。经临床医生评估，进行血管内

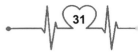

超声（IVUS）或光学相干断层成像
（OCT）检查可进一步鉴别。

13. 冠心病的治疗方法有哪些

一旦确诊冠心病，就必须积极
治疗。目前主要有药物治疗、介入
治疗和外科手术治疗三种方法。

（1）药物治疗：常见的药物有
抗血小板药物、抗凝药物、他汀类
药物、硝酸酯类、血管扩张剂、钙
拮抗剂（CCB）、β受体阻滞剂、血
管紧张素 Ⅱ 受体阻滞剂（ARB）、
血管紧张素转换酶抑制剂（ACEI）
及中草药等。

（2）介入治疗：包括经皮腔
内冠状动脉成形术、冠状动脉内支
架植入术、冠状动脉斑块旋磨术、
经皮冠状动脉激光成形术等。目前

应用最广的介入治疗是经皮腔内冠状动脉成形术和冠状动脉内支架植入术。

（3）外科手术治疗：如冠状动脉搭桥术。

此外，针灸、推拿等中医治疗方法对冠心病的防治也有一定范围的应用。

14. 治疗冠心病的药物有哪些

冠心病患者的治疗药物首先应在医生指导下使用。一般来讲，若能坚持用药，则可大大减少急性冠状动脉事件的发生，使心绞痛、急性心肌梗死发生率明显减少，从而达到减轻病情、改善症状和延长寿命的目的。治疗冠心病常用的药物包括 ABCD 原则。

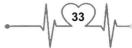
（1）A，包括3个A：①阿司匹林（Aspirin），长期口服阿司匹林具有抑制血小板聚集的作用，是冠心病二级预防的基石，所有无禁忌证患者均应使用，其主要不良反应为消化道出血和过敏，老年人应尤其警惕其消化道损伤。②血管紧张素转换酶抑制剂（ACEI）或血管紧张素Ⅱ受体阻滞剂（ARB），可以改善冠心病患者的临床预后，常用的如卡托普利、依那普利、雷米普利等，不能耐受ACEI者（咳嗽）可使用ARB类药物，如氯沙坦、缬沙坦、厄贝沙坦、奥美沙坦等。③抗心绞痛（Anti-Angina），可改善缺血症状，预防心绞痛发作，包括硝酸酯类（硝酸甘油和长效的硝酸酯类）、钙通道阻滞剂等。

（2）B，包括2个B：①β-肾

上腺素能受体阻滞剂（β-blockers），可减慢心率、减弱心肌收缩力、降低血压，从而降低心肌耗氧量以减少心绞痛发作和增加运动量，可改善长期预后。如美托洛尔、阿替洛尔、比索洛尔等。有严重心动过缓、支气管哮喘、外周血管疾病等病史者需慎用。②控制血压（blood pressure control），高血压是冠心病的一大危险因素，而良好的血压控制可改善冠心病预后。

（3）C，包括1个C：降低胆固醇（cholesterol lowering）：最常用的药物是他汀类降脂药，如阿托伐他汀、辛伐他汀、普伐他汀等，该类药物不仅能降低胆固醇，且能稳定动脉粥样斑块，减少心肌梗死和脑中风事件的发生。不管血脂高或低，只要患有冠心病且无禁忌证就应使用他汀类降脂药，而冠心病者血脂参考值本身就比正常人低，切不可参考化验单正常值自行停药。应用时注意监测 LDL–C、肌酶水平。另外，降脂药物还包括依折麦布、PCSK9 抑制剂等，若他汀类降脂药治疗无法达标可联合应用。

（4）D，包括 1 个 D：防治糖尿病（diabetes control）：作为可逆转的一大冠心病危险因素，良好的血糖控制有利于改善冠心病预后。

（5）其他：①曲美他嗪抑制脂肪酸氧化和增加葡萄糖代谢，提高氧的利用效率而治疗心肌缺血；②尼可地尔是一种钾通道开放剂，与硝酸酯类制剂具有相似药理特性。另外，急性冠状动脉综合征、接受冠状动脉介入治疗后的患者可能需要联合应用其他抗血小板药物（氯

吡格雷、替格瑞洛等）、抗凝药物
（低分子肝素等）或针对其他并发症
的药物。

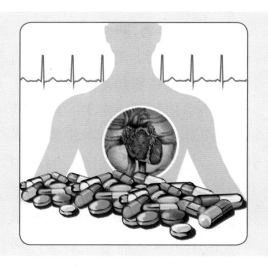

15. 什么是冠心病的介入治疗

　　通常所说的冠心病的介入治
疗，在医学专业上称谓为经皮冠状

动脉介入治疗（PCI），简称"冠状动脉介入治疗"。冠状动脉支架手术是当代冠心病治疗中最具有代表性的一种介入治疗方式。介入不像传统外科手术那样通过开刀进入人体，而是通过穿刺外周动脉为入口，送入导丝导管，沿着动脉血管一路逆行抵达冠脉进行手术操作。不同于传统外科手术，这些操作均由心脏内科医生在导管室完成，手术具有创伤小、恢复快的特点。目前冠状动脉支架手术已是治疗冠心病的主流技术之一，全球每年有数百万患者接受该手术，我国每年开展该手术90余万例。

很多患者由于不了解，常常对手术过分担忧。以下为冠状动脉介入治疗的一般流程：

（1）建立手术入路。首先，我

们需要建立一个通道，进入血管中去。通常是类似打针一样，用特殊的针直接穿刺外周动脉血管。最常见的是选择手腕上的桡动脉或大腿内侧的股动脉。

（2）送入导丝、导管。建立手术入路后，顺着针放进金属导丝，这时针便可以退出，留着金属丝在血管里。以这根金属丝为骨架，医生放入鞘管，将血管撑出一个通道，由此便可以顺着通道将导丝和导管一路深入心脏方向，直到抵达冠状动脉。

这里的导丝不是一般的金属丝，而是一种极细且精密的材料，它整体柔软，而尖端可以由医生操作进行灵活的弯曲和转向，在 X 射线透视指引下，穿越复杂的路径，从比拇指还粗的大血管，一路进入

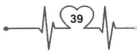
比面条还细的冠状动脉中去。导管
则能顺着导丝的路径在血管中蜿蜒
穿梭。

（3）血管造影。通过导管向冠
状动脉内推入造影剂，在 X 射线下
透视、录像，清楚显示血管，找到
病变部位，对冠脉狭窄进行定性、
定量诊断，决定治疗策略。

（4）送入球囊、支架。如确
需介入治疗，医生将一个包裹了金
属支架的球囊送入病变部位，将球
囊充气，用特定压力将金属支架撑
开，完全撑开后再将球囊抽瘪，沿
导丝撤出血管。术后血管内仅留存
支架，此时支架置入完成后便终生
定型，永久性的支撑狭窄部位。为
了避免裸露的金属上长血栓，再次
引起狭窄和梗阻，新一代的支架在
表面有一层药物涂层，大大减少了

再次狭窄的发生率。术中可能会在支架置入前后进行腔内影像学探查、冠状动脉功能学检查、球囊预扩张和后扩张处理等操作，均为置入支架过程服务。

冠状动脉支架的放置过程（图7）看起来并不复杂，与流程烦琐的外科手术相比，简化的操作降低了手术风险，冠状动脉介入治疗的严重并发症发病率很低，患者不必过分担忧。尤其当急性心肌梗死时，

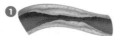

脂质斑块沉积导致
冠状动脉狭窄、血流受限

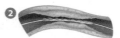

表面覆盖支架的球囊
送达病变处

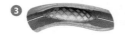

球囊充气，扩张支架

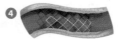

抽瘪球囊，保留
支架支撑血管

图 7　冠状动脉支架置入过程图解

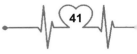

时间就是生命，急诊冠状动脉介入
治疗可凭借其优势快速开通梗死相
关动脉，达到雪中送炭的效果，这
是溶栓治疗和外科搭桥都难以比
拟的。

*16.*什么是生物可降解支架和药物球囊

冠状动脉支架手术是目前冠状
动脉介入技术中适应证最广、疗效
最确切的技术，从最开始的不锈钢
材质到目前的药物涂层支架，不仅
支架梁越来越薄，支撑力也越来越
好，血管内皮化时间越来越短。但
最后仍然会有金属支架留置体内，
对于某些患者来说是一个不小的心
理负担，因此很多患者常常要求使
用生物可降解支架或药物球囊。

生物可降解支架的研发历经曲折，而且目前国内外多个厂家的可吸收支架疗效仍缺乏更多的临床观察来检验。目前国内上市的生物可降解支架，其应用范围有严格限制，在绝大部分复杂冠状动脉病变中仍不能代替传统支架。药物球囊通过在球囊表面覆盖药物涂层，达到预防血管再狭窄的目的，主要适用于支架内再狭窄、小血管病变、分叉病变等特定情况，同样无法在绝大多数情况下取代传统支架。所以，广大患者应当遵循医生建议，选择合适的介入治疗方式。不可一味追求"体内无残留"，而忽视生物可降解支架和药物球囊的局限性。但相信在不久的未来，随着医学科技的发展，"介入无植入"的应用范围将进一步拓宽。

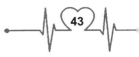

17.什么是冠状动脉搭桥手术

冠状动脉旁路移植术，即我们平时所说的搭桥手术，是一种治疗冠心病的外科手段（图8）。冠心病的冠状动脉狭窄多呈节段性分布且主要位于冠状动脉的近中段，远段大多正常，冠状动脉搭桥手术就是在冠状动脉狭窄的近端和远端之间建立一条通道，使血液绕过狭窄部位而到达远端，犹如一座桥梁使公路跨过山壑畅通无阻一样。

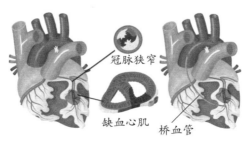

图8 冠状动脉搭桥手术图解

当然，冠状动脉搭桥手术所用的材料不是钢筋水泥，而是患者自身的大隐静脉、乳内动脉、胃网膜右动脉、桡动脉或腹壁下动脉等。用大隐静脉搭桥，是将患者大腿上的大隐静脉取下，一端与冠状动脉狭窄远端吻合，一端与升主动脉吻合，也可同时在一根静脉上开几个侧孔分别与几支冠状动脉侧吻合，这就是所谓的序贯搭桥或蛇形桥。用大隐静脉搭桥，手术损伤小些但远期效果比动脉搭桥差些，适用于年龄大的患者；用动脉搭桥，手术损伤大，技术要求高，手术困难，但远期效果比大隐静脉搭桥好，适用于年轻患者。

冠状动脉搭桥手术通常在全身麻醉、低温、体外循环、心脏停搏的情况下进行，一般需要 2~3 小时。近年来微创化也是冠状动脉搭桥手术的一个发展方向，非体外循环冠状动脉搭桥手术越来越多。对某些患者而言，非体外循环冠状动脉搭桥手术可减少术中出血、肾脏并发症及术后神经功能障碍。

18. 介入治疗和搭桥治疗，哪种治疗方法更有益

不管是介入治疗还是搭桥治疗，都是针对冠心病的有效治疗方法，均可改善中高危患者的症状和预后。它们各自有优缺点，针对不同的人群选择合适的治疗方法均能取得良好的效果。

一般来说，对于低危患者，这两者均不比药物治疗使患者的预后获益更多；而对于中高危患者，如

左主干病变、三支病变、合并心功能不全或糖尿病者更适宜搭桥治疗。对于老年患者而言，还要综合考虑手术风险、预期寿命以及患者意愿等因素。而且，随着心脏内外科技术发展日新月异，内外科交融日益频繁，杂交手术（搭桥＋介入）的开展将为进一步改善老年冠心病患者的预后提供新的思路。

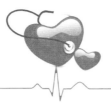

第三章
自我管理

1. 做完冠状动脉支架或搭桥手术后是不是就能"一劳永逸"了

冠心病是无法根治的慢性病，任何治疗都是控制和延缓病情进展，没有任何手段能达到一劳永逸的效果。冠状动脉支架或搭桥手术只是以空间换时间，把血管堵塞的警报暂时解除，这只是万里长征的第一步。一旦确诊冠心病，无论接受什么治疗，都应该继续强化自我管理，控制动脉粥样硬化的进展。在日常必须做到以下几点。

（1）坚持服用药物：冠心病患者在做完冠状动脉支架手术后如果无禁忌证则需要继续按医嘱服用各类药物，其中氯吡格雷（或替格瑞洛）至少服满1年才可以停药，而阿司匹林、他汀及其他药物须在医生指导下终生服用。

（2）适当运动：应在医生指导下适当运动。规律性运动有助于保持冠状动脉管腔通畅，促进缺血区心肌侧支血管生长。术后活动水平应根据术前的身体状况、活动习惯、手术后的心脏情况和所处的环境不同而定，提倡有氧运动，如散步、做保健操、打太极拳等。注意：运动必须适当，避免不适宜的运动。

（3）调节饮食：应以清淡饮食

为主，蛋白质应该以鱼类为主，切忌暴饮暴食或进食过饱。多吃新鲜蔬菜、水果。不宜常吃或大量吃动物内脏、鱿鱼、蟹黄、蛋黄以及使用煎、炸、烧烤等方式加工的食品。

（4）保持情绪稳定，避免大喜大悲或精神抑郁：冠心病患者均有不同程度的心理压力，这样会加快动脉硬化病变进展，增加心脏突发事件的发生。因此，患者生活要有规律，避免过度紧张和情绪波动，保持大便通畅。

（5）主要危险因素：①患者应在医师指导下将血压控制在140/90mmHg 以下；②控制体重，可以减轻心脏负担，从而防止冠心病的复发；③节制饮酒；④降低血脂，将低密度脂蛋白降至 1.8mmol/mL 甚至 1.4mmol/mL 以下；⑤戒烟限酒，

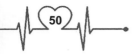

禁止吸烟，避免大量饮酒；⑥有糖尿病病史的患者，要控制好血糖。

（6）自我观察：每天检查大小便颜色，看小便是否出现肉眼可见的血尿，大便是否发黑，是否出现胸痛或者胸闷等情况，一旦出现上述情况，应立即就诊。

（7）定期复查：患者除了要坚持长期规律服药，还应坚持定期复诊。手术治疗后的随诊尤为重要，出院后在 1 个月、3 个月、6 个月、12 个月这几个时间点接受随访检查。

2. 老年冠心病患者的运动管理

冠心病患者要全面了解自己的身体状况，在医生的指导下管理自己的运动方案。从事体育锻炼时应遵循安全与有效两大原则。具体如下：

（1）确定适合的运动。冠心病患者要全面了解自己的身体状况，必要时做相关检查评估，并在医生的指导下，选择适合自己的运动。通常以有氧运动为主，包括步行、慢跑、骑车、游泳、太极拳等。进行这类运动锻炼时，肌肉会产生有节律的收缩与舒张，有利于静脉血的回流。另外，患者活动量增加以后，心率也会增加，而在血压的变

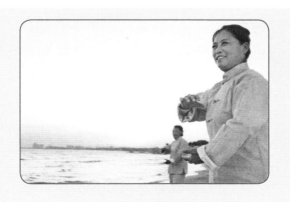

化上，只会略微提高一些收缩压，略微降低一些舒张压，能改善心脏的供血。定期复查，以便评价运动效果，及时调整运动强度和运动方式。

（2）把握运动的强度。冠心病患者运动的强度要与心脏功能相适应。冠心病患者可通过自测脉搏了解心率的变化以确定运动强度是否适合自己，并使之控制在安全范围内。运动时最高心率不得超过"180与自己年龄之差"，如70岁的患者运动时的最高心率不宜超过110次/分钟。心率可通过脉搏反映出来。如果运动中出现胸闷、胸痛、气短、气促或其他症状，应立即停止运动，就地休息，并迅速舌下含服硝酸甘油。

（3）掌握科学的运动方法。冠

心病患者在运动时要做到循序渐进、持之以恒。运动量、运动时间和次数要逐渐增加，切不可着急。运动要持之以恒，"三天打鱼，两天晒网"是不可取的。应坚持每日运动，如果无法做到每日运动，至少也要坚持隔日运动。运动前后要热身。在运动之前，先进行 5～15 分钟的热身运动，活动一下头、颈、手、足、腰等，使全身逐渐进入运动状态。在进行较剧烈的运动之后，要慢慢降低活动量，逐步过渡到静止状态，不能在剧烈运动后突然坐下或躺下休息。

（4）不从事竞技性运动。冠心病患者不要从事竞技性运动，也不宜进行过于剧烈的运动，如拔河、踢足球等。

另外，运动时要注意以下事

项，避免不当运动带来危害：

（1）运动前后避免情绪激动。精神紧张、情绪激动均可使血中儿茶酚胺增加，降低室颤阈值，有诱发室颤的危险。因此，对于心绞痛发作3天之内，心肌梗死后半年之内的患者，不宜做比较剧烈的运动。

（2）运动前不宜饱餐。因为进食后人体内血液的体供应需重新分配，流至胃肠帮助消化的血量增加，而心脏供血相对减少，易引起冠状动脉相对供血不足，从而发生心绞痛。

（3）运动要循序渐进，持之以恒，平时不运动者，不要突然进行剧烈的运动。

（4）运动时应避免穿得太厚，以免影响散热，提高心率，使心肌耗氧量增加。

（5）运动后避免马上洗热水澡。全身受热可造成广泛的血管扩张，使心脏供血相对减少。

（6）运动后避免吸烟。有些人常把吸烟作为运动后的一种休息方式，这是十分有害的。因为运动后心脏有一个易损期，吸烟易使血液中游离脂肪酸上升并释放儿茶酚胺，再加上尼古丁的作用，易诱发心脏意外。

3. 老年冠心病患者的饮食管理

（1）限制热能。为维持理想体重，三大营养素占总热量百分比分别为：蛋白质占 10% ～ 15%、脂肪占 20% ～ 25%、糖类占 60% ～ 65%。超重者应减少热能供给以降低体重；切忌暴饮暴食，避免过饱，最好少量多餐，每天 4～5 餐。

（2）限制脂肪。脂肪摄入量应占总热量 20% 左右，不应超过 25%，有高胆固醇血症者，脂肪摄入量可降至总热量的 16%；应选用植物油。预防膳食，饱和脂肪酸与多不饱和脂肪酸比值（P/S）应 >1；治疗膳食，多不饱和脂肪酸为 15～20g/d 以上，P/S 应 >2.0；禁用动物脂肪高的食物。

（3）限制胆固醇。食物胆固醇供给，作为预防膳食应限制在 300mg/d 以下，治疗膳食应 <200mg/d；少用或不用高胆固醇食物，如动物内脏、动物大脑、鱼子等。

（4）糖类。糖类占总热能 65% 左右为宜，高三酰甘油血症者应控制在总热能的 55% 左右；宜选用多糖类食物，如全麦面、糙米等，因纤维素、谷固醇、果胶等可降低胆固醇；多选粗粮、蔬菜、水果等纤维素含量高的食物，对防止高脂血症、糖尿病等均有益；应限制含单糖和双糖高的食物，如葡萄糖、果糖、蔗糖等。

（5）蛋白质。冠心病膳食蛋白质占总热能 13%～15%，动物蛋白占蛋白总量 20%～30%，不宜超过 50%。宜多选黄豆及其制品，如豆腐、豆干、百叶等；其他如绿豆、赤豆也很好，因豆类含植物固醇较多，有利于胆酸排出，降低胆固醇。鱼类大部分含胆固醇较低，如青鱼、草鱼、鲤鱼、甲鱼、黄鱼、鲳鱼、带鱼等，胆固醇含量 <100mg，建议每天吃 250g 鱼。牛奶含抑制胆固醇合成因子，每 100mL 牛奶仅含脂肪 9g、胆固醇 30mg，故冠心病患者不

必禁饮牛奶。1个鸡蛋蛋黄中约含250mg胆固醇，冠心病患者每天吃1个鸡蛋，对血胆固醇影响不大。适量吃鸡蛋有益无害，但不宜多吃。

（6）供给充足维生素和矿物质。冠心病患者应采取均衡饮食，多食用新鲜蔬菜和水果，特别是绿叶蔬菜（因含大量叶绿素可减少血管痉挛）。深色蔬菜富含胡萝卜素和维生素C，含粗纤维也多，不但可以增加饱腹感，还可以减少胆固醇吸收；水果含热量低，维生素C丰富，并含有大量果胶，山楂除富含维生素C和胡萝卜素之外，还有黄酮类物质，有显著扩张冠状动脉和镇静作用；海带、紫菜及黑木耳等食物富含钾、镁、铜、碘等，均有利于冠心病治疗，配制膳食时应注意每周增加此类食物的摄入。

4. 老年冠心病患者的心理健康管理

冠心病属于一种心身疾病。所谓心身疾病，指的是疾病的发生、发展和防治都与心理因素密切相关。被诊断为冠心病后，患者会产生不同程度的心理负担。这种心理反应不利于病情稳定，可增加急性发作的危险性。因此，稳定情绪、调节心理对防治冠心病很重要。具体管理要点如下：

（1）消除紧张恐惧心理。随着年龄增长，患冠心病风险增加，这是自然规律。得益于医疗技术的进步，冠心病已成为一种可防、可控、可治的慢性病。倘若过度紧张，整日忧心忡忡，反而会产生负面影响。

（2）避免情绪波动。很多冠心

病患者猝死都是由大喜大悲等强烈精神刺激引发的。情绪波动大对健康人影响不大，但已经发生了动脉硬化的心血管系统却经不起这样的折腾。另外，吸烟、暴饮暴食和过分紧张等因素叠加更容易导致冠心病发作，要尽量避免。冠心病患者应避免竞技类游戏等易引起情绪强烈波动的活动。当然，生活在完全没有心理刺激的真空世界是不可能的，避免刺激最好的方法是控制自己对外界刺激的反应程度，做到遇事不慌，遇事不乱。

（3）放慢生活节奏。生活节奏加快、生活不规律、饮食不科学、烟酒过量等，会导致高血压、高脂血症、糖尿病等疾病，最后引发冠心病。适当放慢生活节奏，调节情绪、保持身心平衡和良好的心态，坚持体育运动、防止肥胖。

（4）A型性格患者要淡化"自我"。心理学家将人的性格分为A、B两种类型，但这与血型没有关系。A型性格的人做事节奏快、争强好胜、性情急躁、锋芒毕露、容易激动，对任何事物都有种不满足感，常使自己处于紧张和压力之中，一旦事情不如己愿便会产生无形的压力。而B型性格的人稳重，做事不慌不忙，性情随和并容易相处，不爱争强好胜，处于紧张状态后能够愉快地休息，能够控制自己的情绪，自我消除烦恼。研究证明，A型性格的人患冠心病、高血压、高脂血症、糖尿病的比例高于B型性格的人。A型性格是引起冠心病的独立危险因素，是其他危险因素如高血压、高脂血症、吸烟等发挥作用的促进因素。此外，A 型性格的人精神压力大，又多嗜烟、嗜酒，这更加重了发生冠心病的风险。对于 A 型性格的人，我们建议要尽量淡化以自我为中心的观念，努力摆脱一切按照自己的方式发展的想法。一个过度在意自我的人，在竞争中即使占尽优势，也会给自己带来无穷无尽的压力和烦恼。所以，要常常提醒自己凡事顺其自然。

5. 老年冠心病患者如何做到幸福长寿

冠心病患者除了了解有关医学知识，平时加强预防，遵医嘱按时服药，定期到医院复查，还可以通过以下几方面的努力做到幸福长寿。

（1）坚定信心：冠心病患者应

坚信，通过积极长期的治疗、合理调节生活、坚持锻炼、控制不良情绪和各种刺激，一定能控制病情。乐观、愉快地度过每一天。

（2）避免过度劳累：长时间超负荷地工作，尤其是从事紧张的脑力劳动，会使血管收缩、血压增高、心率增快、心肌耗氧量增加，易诱发心绞痛等心血管疾病。因此，冠心病患者应注意调整自己的生活节奏，避免长期过度紧张的工作，做到劳逸结合。这对延缓衰老也具有重要意义。

（3）适当锻炼：适宜的体育运动可以增强体质、促进健康、延年益寿。冠心病患者应在医生的指导下，进行适当锻炼。这对改善心肌缺血以及促进冠心病的康复具有重要意义。

（4）关爱自己：冠心病患者应养成良好的生活习惯，注意自己的衣食住行，保养好身体。

（5）合理安排饮食：饮食中需限制热能，尤其要控制动物脂肪与胆固醇的摄入量，多吃蔬菜、水果，戒除吸烟、喝酒等不良嗜好。

（6）家庭温暖：家庭的温暖对患者很重要。家人对患者的关心，生活上的照顾以及精神上的开导，都会使患者身心愉悦，有益于控制疾病。

总之，老年冠心病患者只要做到坚定信心、正确认识、合理用药、自我管理，一定能够战胜冠心病，尽享幸福长寿人生。

（北京协和医学院"双一流"临床医学学科建设子项目）